AF466143

RÉUNION

DU BUREAU INTERNATIONAL DE LA TUBERCULOSE

Séance publique du 5 mai 1903

ALLOCUTION DE M. CASIMIR-PÉRIER

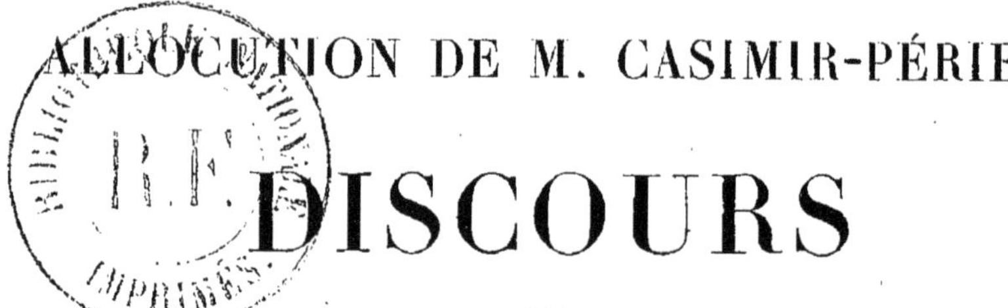

DISCOURS

DE

M. LE PROFESSEUR BROUARDEL

Plan de campagne

de la lutte contre la Tuberculose en France

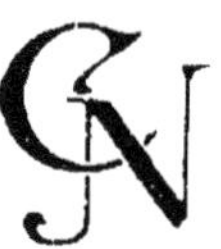

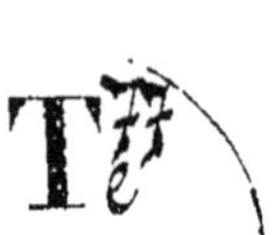

PARIS

C. NAUD, ÉDITEUR

3, RUE RACINE, 3

1903

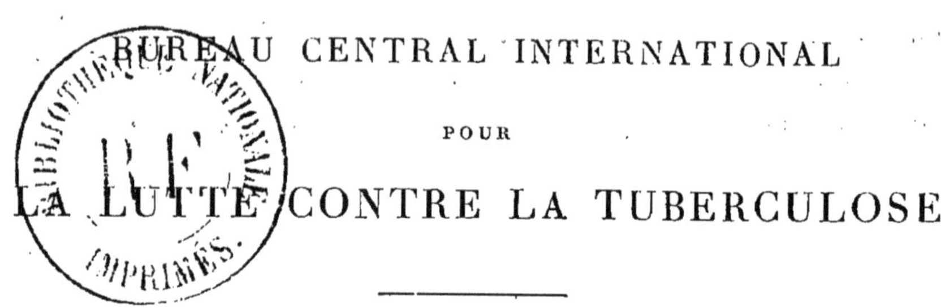

BUREAU CENTRAL INTERNATIONAL

POUR

LA LUTTE CONTRE LA TUBERCULOSE

Le Bureau Central International, fondé conformément aux résolutions prises au Congrès de Londres (1901), a tenu sa première réunion à Berlin au mois d'octobre 1902.

Sa mission est de faciliter par tous les moyens en son pouvoir, les efforts tentés par les différentes nations pour lutter avantageusement contre la tuberculose. Il agit notamment en encourageant les travaux et les recherches scientifiques et en faisant dans le public une active propagande. Il demande aux gouvernements des divers pays de vouloir bien seconder son action par des lois et règlements appropriés.

Parmi ses membres, représentants de vingt et une nations, figurent Fränkel, Behring, Dettweiler, Ehrlich, Koch, Leube, von Leyden, de Bülow, le ministre Posadowsky-Wehner et le duc de Ratibor, pour l'Allemagne; von Schrötter, Weichselbaum, Nothnagel, von Jaksch, Winternitz pour l'Autriche ; Blumenthal, Scherwinsky, prince d'Oldenbourg, Botkine, Kernig, von Pezold, Podwissotzki, pour la Russie ; Broadbent, Hillier, Mackensie Malcolm Morris, Semon, pour l'Angleterre ; Baccelli, Maragliano, Rubino pour l'Italie ; Putzeys, Malvoz, Dewez, van Ryn pour la Belgique, etc.

Ses membres français sont au nombre de 37, parmi lesquels MM. Landouzy, Bouchard, Lannelongue, Brouardel, Letulle, Henri Monod, Arloing, Nocard, Savoire, Chauveau, Cheysson, le comte de Mun, le prince d'Arenberg, Calmette, Spillmann, Armaingaud, Romme, Sabrau, Rondel, Léon Petit, Blache, Sersiron.

La seconde réunion du Bureau Central International a eu lieu à Paris, du 4 au 6 mai 1903 et dans les séances tenues à la Faculté de Médecine, ont été discutées et réglées certaines questions reatives au Congrès international de la tuberculose qui doit se tenir à Paris en octobre 1904.

Dans l'après-midi du 5 mai, à 2 heures, une séance publique a été donnée sous la présidence de M. Casimir Périer.

ALLOCUTION DE M. CASIMIR PÉRIER

Le Bureau Central International pour la lutte contre la tuberculose se réunit aujourd'hui pour la première fois en France, à la suite du récent congrès de Berlin, en vue de préparer le prochain congrès de Paris qui, en octobre 1904, doit concentrer ici les forces de la Science et de la Philanthropie.

Naguère encore nous restions incrédules quand on nous parlait d'arrêter la marche de cette maladie qui semble résumer les misères sociales dont l'univers civilisé cherche anxieusement le remède. La conviction générale était que tous les efforts tentés demeureraient impuissants. Aujourd'hui, vos congrès ont répondu victorieusement au préjugé décourageant qui proclamait l'inutilité de l'action. Ils ont démontré que la tuberculose est curable et que, si elle est contagieuse, elle est non moins évitable. Il nous suffira donc désormais, de savoir agir à propos pour la guérir souvent, — et ce qui est mieux, — pour l'éviter plus souvent encore.

Ce sont là des données scientifiques acquises et indiscutées dont vous vous proposez de tirer les conclusions pratiques.

Vous allez étudier, en commun, les moyens employés dans les différents pays pour prévenir, combattre et guérir le mal; puis vous vous efforcerez de dégager les règles générales de la lutte antituberculeuse et leur application aux besoins particuliers, en vous inspirant des mœurs, des lois et des ressources de chaque nation. C'est une lourde tâche, mais vous saurez la mener à bien.

Loin de moi la pensée d'intervenir dans ce débat où, pour longtemps encore, la parole doit rester aux hommes qui se sont consacrés à l'étude de ces questions techniques. Mais vous permettrez au Président du Comité National Français des congrès d'assistance publique et privée de mettre en lumière une vérité qui lui tient au cœur et qui se dégage très nettement de vos précédents travaux.

Deux armes s'offrent à nous pour lutter contre la tuberculose : l'hygiène qui peut enrayer sa marche, et l'assistance qui s'efforce de lui disputer ses victimes. Or, l'expérience démontre qu'elles sont inséparables.

Parmi les mesures préventives, il en est qui risquent de provoquer dans l'opinion publique un mouvement de panique irréfléchi et dans l'esprit des malades — surtout des malades pauvres — un sentiment de découragement profond, quelquefois même de révolte légitime. De quel droit au surplus oserions-nous dénoncer ces malheureux comme un danger public, et exiger d'eux des précautions en notre faveur, si nous ne songions pas à leur offrir, en échange, les soins salutaires d'une assistance rationnelle !

Ce n'est pas par la force, c'est par la douceur que l'hygiène s'impose aux déshérités ; car ils ne l'acceptent que si elle se présente à eux sous les traits souriants de la charité compatissante, et non sous la forme brutale de l'égoïsme apeuré.

Mais l'assistance vraiment utile aux tuberculeux et efficace contre la tuberculose ne saurait se limiter aux ressources déjà si fécondes de l'assistance purement médicale.

Elle reste intimement liée à la solution des problèmes économiques les plus complexes et toute formule sera imparfaite qui n'aura pas pour base l'amélioration matérielle et morale du monde où l'on pâtit.

La lutte contre la tuberculose exige la mobilisation de toutes les forces sociales, publiques et privées, officielles et volontaires, de toutes les forces humaines associées. Les forces officielles qui se coordonnent elles-mêmes doivent se garder des excès de la toute-puissance, et les forces volontaires doivent savoir se coordonner pour ne pas demeurer impuissantes.

Vous avez déjà des alliés ; car ce sont des alliés ceux qui luttent vaillamment contre les ravages de l'alcoolisme, ce sont vos alliés, ceux dont l'initiative généreuse assainit et améliore les logements ouvriers, ce sont vos alliés tous ces mutualistes, qui donnent un grand exemple de solidarité et qui créent des richesses en additionnant des pauvretés. Resserrez ces alliances fécondes. Vous êtes tous les soldats de la plus noble des causes ; apôtres de la civilisation et de la paix, vous déclarez la guerre à ces deux grands fléaux de l'humanité, la misère physique et la misère morale.

Quoique votre éminent président, M. Brouardel, m'ait demandé de m'asseoir à cette place, je ne suis guère plus ici que n'était le chœur dans le théâtre de la Grèce ; il représentait l'opinion publique. Il me semble que c'est elle que je représente ici, mais ce n'est pas seulement pour vous applaudir et vous remercier que je parle en son nom : en face des grands fléaux, l'humanité ignorante ne savait que trembler ; la science, — sous toutes ses formes — a illuminé les esprits et réchauffé les cœurs, et si je suis ici, c'est pour dire au nom de tous ceux qui ont la notion du devoir moral et du devoir social : la science est la colonne de feu qui marque le chemin ; marchez, messieurs, marchez, nous vous suivons.

La France se fera un honneur de réserver au Congrès international de 1904 un accueil digne des hommes de bien qui le composent et des questions vitales qui y seront étudiées.

En attendant, je suis heureux de saluer en vous, Messieurs, l'avant-garde de l'armée pacifique et puissante qui ralliera sous son drapeau les esprits et les cœurs de l'humanité pensante en un élan unanime de pitié nécessaire et de solidarité clairvoyante.

PLAN DE CAMPAGNE

DE LA

LUTTE CONTRE LA TUBERCULOSE EN FRANCE

Discours de M. P. BROUARDEL, à la Séance Publique

DONNÉE

Par le Bureau Central International pour la lutte contre la tuberculose.

— Le 5 Mai 1903 —

Monsieur le Président,

Vous nous avez fait un grand honneur en acceptant de présider aujourd'hui la réunion du Bureau international de la tuberculose. Vous avez fait plus, vous avez accompli un acte qui aura sur son avenir une puissante influence.

Votre présence montre que la lutte contre la tuberculose ne reste plus confinée dans le domaine médical et qu'elle entraîne dans son action la nation tout entière.

Nous savions, quand nous avons sollicité votre concours, que lorsqu'il y avait une grande œuvre à accomplir, vous puisiez vos inspirations dans votre cœur ; nous avions compté sur vous, nous ne nous étions pas trompés et nous espérons que, après cette première entrevue, vous voudrez bien rester notre guide. Nous vous remercions pour le présent et pour l'avenir.

I

Monsieur le Président, Mesdames, Messieurs,

Les membres français du bureau international de la tuberculose ont pensé que la présence de leurs collègues étrangers leur offrait l'occasion d'exposer devant vous *le plan de campagne* adopté pour lutter contre la tuberculose dans chacun des pays représentés. Ils ont pensé qu'il y aurait profit pour tous à connaître ce qu'ont fait les différents peuples dans cette croisade contre la tuberculose.

Je puis dire dès maintenant que partout où un vigoureux effort a été accompli, on a obtenu un succès réel.

Je mets sous vos yeux un graphique représentant la mortalité tuberculeuse de 1888 à 1901, pour un groupe de 10 000 habitants en France, en Prusse et en Angleterre.

Je n'ai pas pu me procurer les documents nécessaires pour établir la courbe de mortalité dans les autres pays. Je serais heureux si nos collègues voulaient bien la dresser eux-mêmes et nous la communiquer.

Le tableau placé sous vos yeux montre que le taux de la mortalité tuberculeuse en France est plus élevé qu'en Prusse et en Angleterre, à peu près le double : 39, France ; 21, Prusse ; 19, Angleterre.

De 1888 à 1901, la mortalité annuelle par tuberculose a diminué dans ces trois pays.

En France de 8 unités ;
En Prusse de 7 unités ;
En Angleterre de 4 unités.

La diminution notée pour la France aurait le droit de nous réjouir, mais il y a deux réserves à faire sur son interprétation [1].

De 1888 à 1891, la statistique ne comprend que les villes qui

---

[1] FRANCE. — *Mortalité par tuberculose calculée pour 10 000 habitants vivants.*

	Population.		Décès.		Proportion.
1888 =	8,799,862	+	40,992	=	46,6 p 10,000 habitants.
1889		+	40,329	=	43,8 »
1890		+	45,465	=	51,6 »
1891 =	11,854,843	+	53,388	=	45,0 »
1892		+	50,972	=	43,0 »
1893		+	52,516	=	44,3 »
1894		+	52,396	=	44,2 »
1895		+	54,450	=	45,9 »
1896 =	12,801,517	+	52,868	=	41,3 »
1897		+	51,246	=	40,0 »
1898		+	52,638	=	41,1 »
1899		+	52,424	=	40,9 »
1900		+	55,385	=	43,2 »
1901 =	13,743,162	+	54,309	=	39,5 »

ont plus de 10 000 habitants, tandis que celle de 1891 à 19

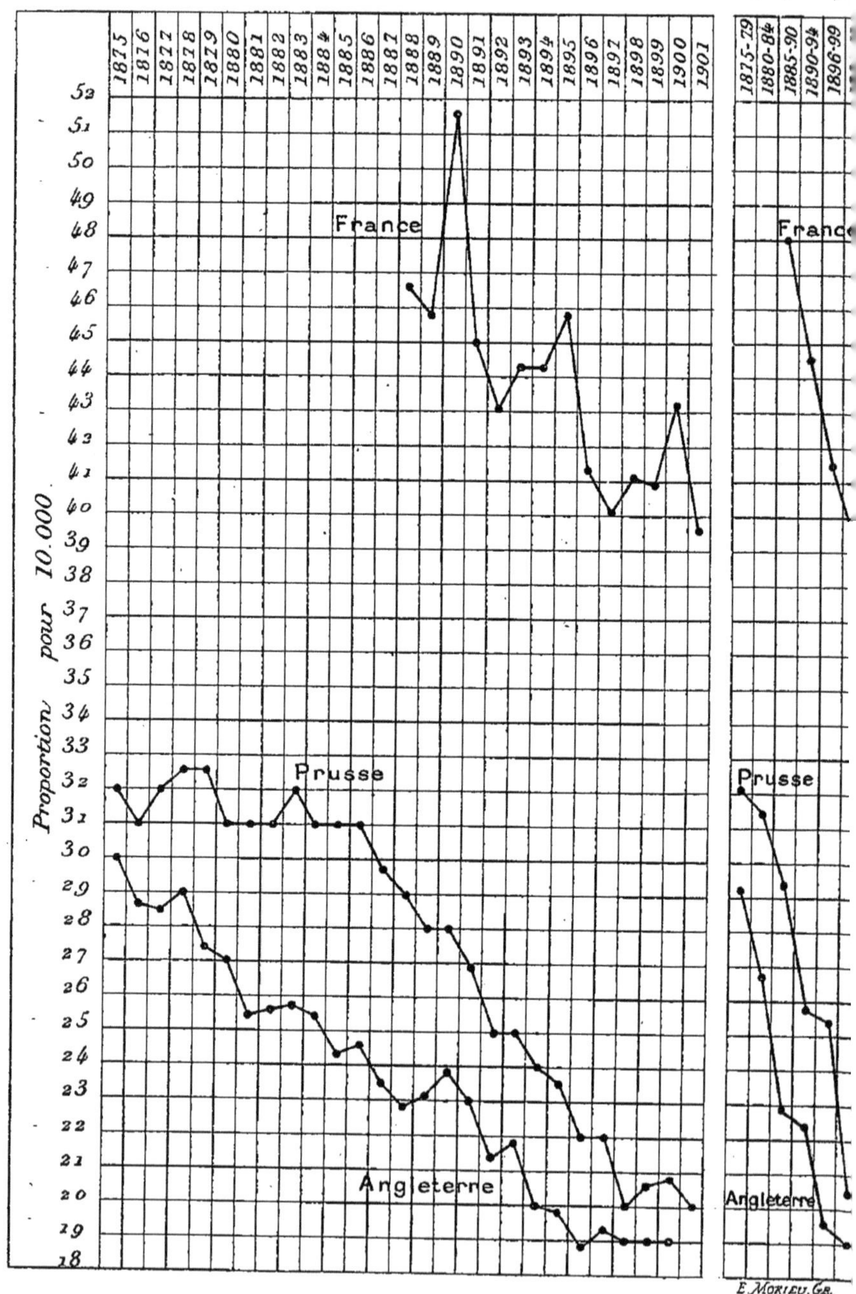

comprend les villes qui ont plus de 5 000 habitants. Or la mo
talité moyenne dans les villes, ayant plus de 10 000 habitants, e

supérieure de 4 unités à celle des villes ayant de 5 000 à 10 000 habitants.

Si on fait, comme il convient, abstraction de cette période, la diminution en France est de 5 unités.

La seconde réserve est celle-ci : Il est probable qu'un certain nombre de morts par tuberculose sont inscrites dans sur le tableau de statistique dans la colonne des causes inconnues. Toutefois, comme la proportion entre ces décès et la mortalité totale reste à peu près constante dans chaque ville, le graphique placé sous vos yeux, s'il ne traduit pas une statistique précise, donne au moins une indication importante.

Bien que les différents peuples n'aient ni les mêmes lois ni les mêmes mœurs, lorsque pendant des années on a appliqué avec persévérance les moyens que l'on a à sa disposition, la tuberculose a reculé.

La lutte peut être longue, mais le succès est certain.

II

Quels sont les moyens dont l'expérience a démontré l'efficacité ?

Depuis quelque temps des discussions se sont élevées entre les partisans et les adversaires de tel ou tel système de préservation ou de cure, considéré isolement. Il a été facile de démontrer l'insuffisance de chacun d'eux pour lutter seul contre la tuberculose.

Il faut remarquer tout d'abord qu'il n'est jamais entré dans la pensée d'une nation de réduire la lutte à un mode unique de prophylaxie ou de cure. Chacune a fait usage de tous les procédés dont elle pouvait disposer, et dans le bureau international la pensée qui inspirait le rapporteur de la commission de 1900 n'a jamais été contredite : « La commission, disait-il, considère l'ensemble de ces mesures comme constituant un tout. Il n'est pas une seule d'entre elles qui suffise seule. »

Le rôle du bureau international est de concentrer tous les documents qui concernent ces divers moyens ; le rôle de chacun des comités, des fédérations nationales, est de chercher comment ces moyens peuvent s'adapter dans chaque pays.

Dans cet exposé, il est possible qu'involontairement en relatant les efforts faits par chaque nation, je commette quelques erreur il est en effet souvent bien difficile d'interpréter la valeur d moyens employés par des peuples qui n'ont ni les mêmes lois les mêmes mœurs ni les mêmes ressources. J'espère que m collègues étrangers me les pardonneront, mais je ne leur pa donnerai pas de ne pas les rectifier.

Je répète que tous les moyens proposés sont bons, la questi est de déterminer leur moment d'application, leur opportunit et pour me servir d'une expression médicale, d'en préciser l indications.

Une première division s'impose. Il faut d'abord préserver l personnes encore indemnes, leur faire connaître le danger p une propagande active, — fortifier la santé de l'enfant, de l'ad lescent, de l'adulte, — le faire vivre dans une habitation sain dans un milieu collectif soumis aux lois de l'hygiène.

Si malgré ces précautions, cet enfant ou cet homme est cont miné, que devons-nous faire ?

Il y a donc des mesures préservatrices et d'autres curatives.

Cette division n'est d'ailleurs pas absolue, quelques-uns de c moyens ont une action mixte. Nous l'indiquerons en temps voul

III

Mesures prophylactiques. — Propagande.

Dans la lutte à laquelle nous vous convions, les précautions prendre par chaque individu sont journalières, elles troubler des habitudes invétérées, nous ne pouvons agir si la convictio de chacun n'est pas faite. Les lois et les règlements qui porter sur ces matières, ne sont observés que lorsqu'on en compren le but. Nous devons donc faire l'éducation de tous. Le thème développer peut se résumer en une brève formule : *Propreté d l'individu et de l'habitation, sobriété.*

La difficulté c'est que nous nous croyons tous propres et sobres

Les ligues de propagande, celle du Dr Armaingaud qui date d 1891, celle du Dr Peyrot ont ouvert la voie.

Je me permets d'indiquer une particularité propre suivant m à rendre la propagande efficace.

On devrait distribuer aux membres de chaque profession des plaquettes indiquant ses dangers spéciaux, ainsi l'infection par les linges souillés pour les blanchisseurs, la poussière des dossiers, celle des inventaires pour les notaires, les avoués, etc.

Le lecteur serait plus directement intéressé, parce qu'il trouverait l'application des règles générales aux actes de sa vie journalière.

La propagande doit suivre l'homme dans toute sa carrière, il faut commencer dès l'école et nous pouvons compter sur le concours des instituteurs, eux-mêmes si cruellement frappés, il faut continuer entre l'école et le régiment, à la caserne, à l'atelier. Ici nous aurons pour auxiliaires les trois millions de mutualistes français. Eux ont compris, parce qu'ils en ont été les témoins journaliers, que la maladie du père ou de la mère entraîne la misère et parfois la disparition de la famille tout entière. Jusqu'à ce jour ils ne semblaient avoir vu dans l'intervention du médecin que son rôle curatif, ils feraient mieux encore en lui demandant des conseils préservatifs. A tous les points de vue les rapports des mutualités avec le corps médical gagneraient à devenir plus intimes et cordiaux.

Pour assurer l'action de cette propagande nous faisons un appel pressant à la Presse de tous les partis. Le bacille de la tuberculose n'a aucune préférence confessionnelle ou politique, il envahit le corps de tout le monde, plus particulièrement ceux des enfants et des adolescents. Mais dans les grandes villes l'âge ne le fait pas reculer et le maximum de léthalité tuberculeuse à Paris est à 44 ans pour l'homme, à 32 pour la femme.

Nous sommes sûrs de pouvoir compter sur le concours de la Presse. Je n'ajoute qu'une remarque, j'ai dit, que sur tous les points de doctrine l'union était parfaite entre les savants et les médecins de l'univers entier. Cet accord persiste, mais sur les moyens que chacun croit plus utiles dans la lutte, des discussions peuvent s'élever, il ne faut pas les prendre trop au tragique, le médecin a depuis des siècles la réputation méritée de défendre ses opinions *unguibus et rostro*, il ne faudrait pas que, transportées dans un milieu extra médical, ces divergences, qui ne touchent pas le fond des choses, aient des répercussions cruelles par les troubles qu'elles porteraient dans les projets généreux d'un public peu habitué à ces luttes académiques.

IV

Mesures prophylactiques visant la santé personnelle de l'enfant.

Placé en face de ceux qui sont prédisposés par leurs origine familiales, par le séjour dans les villes, par l'insalubrité de logements, nous avons tous cherché dans tous les pays les moyen de relever ces organismes chancelants et à les mettre en état d résistance vis-à-vis des contaminations qui les menacent. On a pensé avec raison que c'était sur l'enfant et l'adolescent que l'action serait plus efficace.

En France, grâce à l'initiative privée nous avons, comme en Suisse, en Allemagne, etc., créé des *colonies de vacances*, e grâce à l'initiative privée, à la bonne volonté des municipalités nous envoyons tous les ans plus de 5.000 petits parisiens à la campagne, ou au bord de la mer. Dans une conférence que j'avais l'honneur de présider, M. de Félice parlant au nom d'une des œuvres des colonies de vacances, faisait remarquer que pour les enfants de 10 à 12 ans le gain pendant un séjour d'un mois à la campagne était en poids de 2 livres en moyenne, que le tour de la poitrine augmentait de 2 ou 3 centimètres, et que chose plus importante encore, après une chute insignifiante, au moment du retour dans leur famille, le développement de ces enfants placés de nouveau dans leur milieu scolaire, continuait à s'accroître toute l'année, et se montrait très supérieur à celui de leurs camarades.

La ville de Lyon envoie chaque année 450 enfants au Serverin (Isère). Des colonies rurales ont également été fondées par Bordeaux, Soulac, Arcachon, etc.

Quinze cents enfants sont tous les ans envoyés à la montagne par les œuvres organisées dans les départements de la Loire et de la Haute-Garonne.

Tout ce qui sera fait dans cette direction sauvera de la contagion les privilégiés qui, grâce à la générosité des particuliers, pourront profiter de ces séjours reconstituants.

Les jardins ouvriers créés à Sedan, à Saint-Etienne, et dans d'autres villes ont le même but et la même efficacité.

Enfin les établissements hydrominéraux, climatériques et thermaux de Forges-les-Bains, Vialas, Dax, Argelès, Salies, mettent à la disposition des enfants près de 400 lits.

A côté des colonies de vacances se placent les *bains-douches à bon marché*, préconisés par Delabost de Rouen, Du Mesnil de Paris et réalisés avec un succès inespéré par M. Cazalet de Bordeaux. « Propreté donne santé ». C'est la formule, et aujourd'hui à Bordeaux et à Paris on donne plus d'un million de ces douches aux enfants des écoles.

Enfin, Messieurs, il y a quarante ans, en 1861, on a ouvert le premier sanatorium marin de Berck-sur-Mer, pour la guérison de la scrofule et la prophylaxie de la tuberculose.

Dans un rapport admirable, J. Bergeron, avait tracé tout un plan de campagne contre la scrofule, le lymphatisme, le rachitisme, etc. Il fut suivi par Gibert, du Havre, Vidal, d'Hyères, 1877, enfin, par M. Armaingaud, au Congrès de Genève de 1882.

Depuis lors, grâce au concours de médecins, d'administrateurs parmi lesquels je citerai M. G. Lafargue, nous possédons 28 sanatoriums populaires marins, ils comptent 3 883 lits.

A ces sanatoriums gratuits il convient d'ajouter deux payants, 410 lits.

Le plus grand nombre excluent les enfants atteints de tuberculose pulmonaire, les autres les admettent. Les résultats obtenus sont excellents.

Je ne saurais en ce moment énumérer toutes les créations locales faites par les particuliers dans les diverses régions de la France. Vous en trouverez la liste complète dans la carte de « l'armement antituberculeux » dressée pour la France par les Drs Landouzy et Sersiron. Il ressort de cet exposé que dans notre patrie, la préoccupation dominante dans la lutte contre la tuberculose a été, depuis quarante ans, de protéger l'enfant, de relever ses forces pour le prémunir contre les contaminations qui le menacent.

Toutes ces œuvres sont excellentes, nous devons les faire connaître, tout ce que l'amour de l'enfant pourra inspirer à de généreux donateurs sera le bienvenu, ils peuvent choisir parmi ces œuvres celles qui éveillent plus particulièrement leur sympathie, ils nous aideront à préparer une génération saine et vaillante.

V

Prophylaxie. — Habitations insalubres.

Je n'ai pas à refaire devant vous, l'histoire des habitations insalubres, humides, sombres, que n'assainissent jamais ou presque jamais les rayons du soleil.

J'ai démontré qu'une ville n'est pas, au point de vue de la tuberculose, insalubre dans toutes ses parties, qu'elle contient des quartiers salubres, d'autres malsains, qu'à Paris, par exemple, si dans les Champs-Elysées un groupe de 10 000 habitants perd 10 tuberculeux par an, un même groupe en perd 105 à Plaisance.

J'ajouterai qu'un quartier ne fait pas un bloc d'insalubrité, qu'il contient des maisons maudites où la tuberculose fait des ravages effroyables. Les casiers sanitaires de la ville de Paris ont mis le fait en évidence.

Les maisons qu'il faut assainir sont donc connues.

En France, depuis deux mois, 15 février 1903, il a été promulgué une loi sur la santé publique. Tout un titre de la loi est consacré à cette question. J'espère que pour lui faire porter ses fruits nous aurons l'aide de la magistrature. Si le tribut annuel de la mortalité tuberculeuse s'élève en France à 150 000 victimes, l'insalubrité de l'habitation semble être le facteur le plus puissant de cette effroyable hécatombe.

Dans ces logements sombres et étroits, dans lesquels une chambre est souvent habitée par quatre ou cinq personnes, s'il y a un tuberculeux, la contagion est fatale. Le sol est souillé par les crachats du malade, les linges, les draps, le sont également, les petits enfants se traînent sur le sol, portent à leur bouche tous les objets qui gisent à terre, ont leurs doigts salis par toutes les souillures.

Le bacille entre dans la bouche avec les aliments, contamine l'arrière-gorge, provoque ces chaînes de ganglions cervicaux qui caractérisent la scrofule.

De ces foyers d'infection part l'ouvrier pour son atelier, l'enfant pour l'école, ils transportent la contagion dans les lieux de leur travail et y créent de nombreux foyers.

En France, nous avons une loi, je crois qu'elle donnera de bons résultats, si elle est sérieusement appliquée, mais nous avons des difficultés que quelques-uns de nos voisins ne connaissent pas.

En France, la propriété est extrêmement divisée, chaque maison appartient à une personne différente, parfois même une même maison à plusieurs propriétaires.

En Angleterre, au contraire, une grande ville ne compte souvent que huit ou dix propriétaires.

Les travaux d'assainissement ne compromettent pas les intérêts de quelques centaines de personnes.

La plus-value de la reconstruction d'un quartier compense la dépense première.

La loi de 1890 autorise par exemple la ville de Londres à démolir un quartier reconnu malsain, il ne lui impose qu'une condition, celle de procurer des logements dans ce même quartier à la moitié des habitants expulsés.

On conçoit comment avec de telles facilités a pu s'opérer la reconstruction salubre des villes anglaises. Ce mouvement date de 1836.

En Angleterre. en 1836, la législation intervient pour favoriser les associations qui construisent des maisons pour ouvriers. Les *Building Societies* sont des caisses d'épargne, qui procurent des maisons à leurs membres, et actuellement elles comptent plus d'un million d'adhérents dans le Royaume-Uni.

Les *Labouring classes lodging house Acts* (1851-1866-1867) forment un ensemble de lois qui stimulent les paroisses et les municipalités des villes de plus de 10 000 habitants à construire des maisons salubres,

Les *Acts for the removal of nuisances* (1852-1866-1874) accordent aux autorités locales le droit d'inspection des maisons ouvrières, et fixent les amendes pour contravention aux lois et règlements.

Les *Artizan's dwellings Acts* (1868 à 1882) appelés également *Torren's Acts*, « ont pour but primordial la réparation et la démolition des maisons insalubres ; ils permettent aussi de supprimer les bâtiments *obstructeurs*, c'est-à-dire ceux qui enlèvent l'air et le jour à d'autres maisons, et empêchent la ventilation ».

Les *Artizan's and labourer's dwellings improvement Act* (1875-1882) obligent les municipalités à démolir les logements insalubres et à fournir un logement aux personnes qui, par suite de cette mesure, se trouveraient sans abri.

Cette action du gouvernement a suscité l'intervention de bienfaiteurs dont les noms doivent être conservés dans la mémoire de tous ceux qu'intéresse la santé publique.

En première ligne je citerai celui de *Peabody*, de 1862 à 1869 date de sa mort, ce généreux donateur consacra 500 000 livres à la construction de maisons qu'on loue aux travailleurs pauvres pour un prix minime, mais suffisant cependant pour que ces locataires ne se considèrent pas comme logés gratuitement.

Actuellement, 18 000 ouvriers habitent ces maisons. La progression suivie jusqu'à ce jour permet de prévoir que cinquante ans après la fondation 120 000 ouvriers profiteront de cette création.

Citons également l'œuvre de *Miss Octavia Hill* et *l'artizan's labourer's and general dwellings Company* fondée par des ouvriers en 1867 et qui possède maintenant plus de 6 000 maisons, etc.

En Allemagne, l'initiative privée a donné sur ce point de moins bons résultats, le professeur Brentano de Strasbourg et M. Miquel, ministre des finances de Prusse pensent que l'Etat et la commune doivent intervenir pour améliorer l'habitation de l'ouvrier, parce que seuls ils sont assez puissants.

Cependant les subventions accordées par les différents États allemands aux entreprises pour l'assainissement des habitations dépassent pour les années 1901, 1902, 1903, la somme de 10 millions de marks. D'autre part la loi sur les assurances, contre l'invalidité et la vieillesse, permet à ces administrations d'*avancer* les fonds nécessaires pour l'édification de maisons salubres avec logements à bon marché. C'est ainsi que, à la fin de 1901, l'assurance des provinces rhénanes a avancé 16 100 000 marks aux différentes entreprises de ce genre, le royaume de Saxe 7 400 000, de Wurtemberg 5 700 000, le grand-duché de Bade 5 400 000, la Westphalie 5 100 000, la principauté de Schleswig-Holstein 4 600 000 ; les assurances de Hesse et de Berlin chacune 2 700 000, les villes hanséatiques 2 200 000. La somme totale, employée dans ce but, atteint donc 87 500 000 marks. En Prusse, les lois du 13 août 1895, du 2 juillet 1898, du 23 août 1897, 9 juillet 1900 et 16 avril 1902 ont mis à la disposition du gouvernemeut 32 millions de marks pour la construction de logements salubres à louer pour le compte de l'Etat à ses ouvriers ou employés peu rétribués.

Partout, ce mouvement s'accentue et les terrains des différents États sont légalement mis à contribution pour réaliser l'habitation hygiénique idéale pour les travailleurs de toute classe, pour lesquels le loyer constitue la charge la plus lourde. Les œuvres privées, très nombreuses en Allemagne, trouvent donc une source d'encouragement efficace dans cette sollicitude effective des États et communes pour le bien-être du prolétariat industriel et administratif.

La Belgique est une des nations qui s'est mise à l'œuvre avec le plus de zèle pour assurer aux ouvriers des habitations salubres.

La loi de 1880, a créé dans chaque arrondissement administratif des Comités pour favoriser la construction et la location d'habitations ouvrières salubres et les caisses d'épargne ont prêté plus de 50 millions.

Le Danemark est le pays dans lequel les sociétés de construction ont pris le plus tôt un grand développement. En 1600, Christian IV avait donné l'exemple en faisant construire des maisons avec jardins pour les employés de la maison.

Une association fondée par le Dr Ulrich, possède actuellement 20 000 membres, 900 immeubles ayant une valeur de 10 millions de francs. Ces maisons forment le quartier le plus salubre de Copenhague.

En France, malgré les efforts d'hommes à qui je tiens à rendre hommage, MM. Picot, Cheysson, Siegfried, Strauss, le prince d'Arenberg, Gouin, etc., malgré les atténuations fiscales de la loi du 30 novembre 1894, les résultats obtenus sont moins heureux. Si on estime la valeur des maisons en France à 50 ou 60 milliards, les diverses Sociétés pour la construction de maisons à bon marché, ouvrières, etc., ne représentent comme valeur de leurs immeubles que 9 millions environ.

Dans ce chiffre ne sont pas comptées les maisons construites pour leurs ouvriers par les industriels, les propriétaires de mines, etc. Leur nombre et leur valeur sont beaucoup plus considérables.

Mais si, comme tout le monde l'admet, l'habitation insalubre par elle-même ou rendue insalubre par la faute de l'occupant est le générateur le plus actif de la tuberculose, il faut placer au premier rang de nos préoccupations en France la construction de maisons ouvrières saines et l'assainissement de celles qui peuvent être rendues salubres, dans des conditions moins onéreuses.

Avec la commission de la tuberculose de 1900, je répète que le logement insalubre est le plus puissant facteur de la propagation de la tuberculose, c'est lui qu'il faut tout d'abord viser. Le concours du législateur, des municipalités, des particuliers, est indispensable, j'espère qu'il ne nous fera pas défaut.

VI

Prophylaxie. — La Tuberculose dans les milieux collectifs.

Lorsque pour son travail, ses fonctions, son plaisir, par maladie ou par contrainte, un homme vit tout ou partie de la journée dans un milieu où d'autres personnes se trouvent réunies, les conditions des habitations surpeuplées et même insalubres se trouvent réalisées. Bien portant, ses compagnons sont un danger pour lui; malade, il est dangereux pour eux.

Or les conditions de la vie moderne forcent l'homme à vivre dans ces milieux :

Enfant, il est pris par l'école ; adulte, par la caserne ; ouvrier, par l'atelier ; étudiant, par les cours, les bibliothèques, les laboratoires ; employé, fonctionnaire, par les bureaux et les locaux administratifs ;

S'il se déplace, il utilise les voitures, les compartiments des chemins de fer trop souvent souillés ;

A l'hôtel où il descend, des malades l'ont souvent précédé et à leur départ aucun moyen de préservation n'a été pris pour mettre le nouvel arrivant à l'abri d'une contagion possible ;

Indigent et malade, il entre à l'hôpital, où l'environnent toutes les menaces de contamination.

Ce péril de la vie en commun, inhérent aux progrès mêmes de la civilisation, va sans cesse croissant ; il en est la rançon et explique l'augmentation de plus en plus menaçante de la tuberculose.

Qu'il ait été contaminé par les voies respiratoires, ce qui est la règle, ou par les voies digestives, ce qui est plus rare, le tuberculeux porte dans le milieu où il travaille le danger de la contagion, et, comme les soins de propreté y sont en général très sommairement observés, il propage sa maladie parmi ses camarades.

Il en est ainsi dans les ateliers, dans les études de notaires, dans les bureaux des financiers, dans ceux des employés des Postes et Télégraphes, dans les écoles, dans l'armée de terre et de mer, chez les employés des chemins de fer.

Les « incorrigibles du crachat » ainsi que les appelle Letulle, sont les propagateurs du bacille.

Dans presque toutes ces administrations, l'État a une influence, une action directe ou indirecte, il a une part de responsabilité dans les accidents qui atteignent les employés de ces différents services, il doit intervenir, veiller à la propreté des bureaux, des casernes, etc, etc. Des ministères ont déjà indiqué les précautions à prendre, je désire que leurs inspecteurs veillent à leur exécution.

Je ne saurai trop appeler l'attention sur la gravité de la situation que certaines *collectivités rayonnantes*, armée, chemins de fer créent pour la nation. Elles sèment la tuberculose dans les campagnes.

Quand un soldat tuberculeux est réformé, il se rend à la chaumière familiale, qui est loin de présenter les conditions hygiéniques les meilleures : le logis est souvent mal éclairé, mal ventilé, humide, parfois le plancher n'est constitué que par de la terre battue. Dans ce milieu insalubre le tuberculeux, en contact de tous les instants avec ses frères, ses parents jusque-là bien portants, tousse et crache au hasard ; toute la maison est souillée et ce foyer de tuberculose familiale s'étend bientôt à tout le village.

A côté de cette exportation, il en est une autre tout aussi grave.

Lorsqu'un jeune homme ou une jeune fille de province, qui est venu à Paris pour faire ses études, pour se placer dans le commerce tombe malade, il retourne dans sa famille et succombe à l'affection contractée à Paris.

Dans tous les cas d'ailleurs, lorsque la famille d'un malade habite la campagne et lorsqu'elle possède des ressources suffisantes, on fait luire comme un dernier espoir pour le tuberculeux le séjour à la campagne, les bons effets de l'air natal, et le médecin lui-même se prête volontiers à ce mode d'exportation. Le chiffre des tuberculeux avérés émigrant ainsi de la ville à la campagne ne nous est pas exactement connu, mais tous les médecins savent qu'il est considérable.

C'est là une habitude, une pratique déplorable, elle n'a qu'une excuse, c'est que, ni pour l'armée, ni pour les malades qui ont contracté la tuberculose dans les grandes villes, nous n'avons encore de lieux dans lesquels nous puissions recueillir et traiter ces malades.

VII

Prophylaxie. — Désinfection.

A côté des mesures prophylactiques que nous venons d'énumérer, il est nécessaire de dire quelques mots de la désinfection.

La désinfection du logement occupé par le tuberculeux est particulièrement délicate et il est souvent difficile de la faire complète ; les bacilles mêlés à la poussière pénètrent dans les fentes des parquets où ils sont à l'abri des agents de désinfection les plus actifs. Cependant l'utilité de la désinfection est indéniable, si tous les germes ne périssent pas, un très grand nombre sont détruits, ce qui est déjà un résultat.

La loi du 15 février 1902 sur la santé publique a rendu la désinfection obligatoire pour une série de maladies.

Limitée jusqu'à ce jour à quelques grandes villes, elle s'étendra bientôt sur toute l'étendue du territoire.

VIII

Prophylaxie. — Alimentation. — Lait et Alcool.

Ce n'est pas le lieu de rouvrir la discussion sur les conclusions de la retentissante communication faite par R. Koch au congrès de Londres. En attendant que les expériences aient démontré leur valeur, je crois que nous ferons bien de continuer à faire bouillir le lait que consomment les nourrissons et nous-mêmes.

Si la nocivité du lait et des viandes tuberculeuses est contestée, il n'en est pas de même de celle de l'alcool, je rappelle seulement que ses ravages vont toujours en croissant. En 1873 la consommation des absinthes, liqueurs et autres spiritueux composés était, en France, de 30 000 hectolitres, en 1897 elle dépassait 300 000 hectolitres.

L'alcool fait le lit de la tuberculose, a dit Landouzy, je n'en citerai qu'une preuve :

Les statistiques de Tatham, en Angleterre, montrent que si la mortalité moyenne est ramenée à 100, celle par phtisie des garçons de cabaret est de 257, des marchands ambulants 239, des brasseurs, cabaretiers, 148.

L'action des ligues antialcooliques a déjà, en France, produit un certain résultat, surtout dans la classe moyenne, espérons que la persuasion gagnera toutes les couches de la société.

IX

Prophylaxie. — Conclusions.

Messieurs,

Tels sont les moyens pratiques de lutter contre la tuberculose considérée comme maladie du peuple.

Nous ne réussirons que si nous avons votre concours dévoué, non pas un concours passif se bornant à accepter pour vous l'observance des prescriptions légales, mais un concours actif animé par la foi du propagandiste. Chacun peut choisir dans ces divers moyens celui qui a sa préférence, celui dans lequel ces aptitudes peuvent être plus facilement mises à profit. Tous ont leur utilité.

C'est sous l'impulsion de l'opinion publique que le législateur est intervenu, mais la loi sur la santé publique n'aura d'efficacité que si vous êtes convaincus que vous avez un devoir social à remplir, si vous tous, la presse, vous nous abandonnez, nous resterons impuissants.

Nous sommes un peu mieux armés, si vous nous aidez, le succès couronnera nos efforts, nous en avons pour garantie les résultats déjà obtenus alors que nous ne disposions que de moyens insuffisants.

Dans la lutte contre la tuberculose, les moyens prophylactiques sont les armes véritables.

X

Mesures curatives.

Mais, lorsque les moyens préservateurs ont échoué et qu'un homme est atteint de tuberculose, que devons-nous faire ?

Tous nous avons répété que lorsque la tuberculose est ouverte, le malade est un danger pour sa famille, pour ses voisins, pour ses compagnons d'atelier, qu'il doit être isolé autant que possible.

Peut-on admettre que cet homme sera expulsé du lieu où il trouve son gagne pain, traité comme un paria et que la société féroce dans sa défense égoïste ne mettra pas tout en œuvre pour le guérir, si possible, ou du moins pour soulager ses souffrances et lui laisser l'espoir ?

Cette thèse, je l'espère, ne trouvera jamais de défenseur.

Quels moyens curatifs pouvons-nous mettre à sa disposition :

L'hôpital, le sanatorium, le dispensaire antituberculeux.

Il est tout d'abord un point sur lequel nous sommes tous d'accord. Pour avoir des chances sérieuses de guérir un malade il faut dépister la tuberculose dès son début.

Je sais que l'on trouve souvent à l'autopsie des lésions graves, même d'anciennes cavernes guéries. On peut donc dire : la tuberculose est curable à toutes ses périodes, mais j'ajoute que l'espoir est infiniment plus grand quand on peut intervenir dès le début.

Ce *diagnostic précoce* est relativement facile dans la classe aisée, celle qui appelle volontiers le médecin dès les premiers symptômes du mal, et encore certaines réserves seraient légitimes, mais dans la classe ouvrière, que se passe-t-il ?

Un homme a un rhume, il tousse, que fait-il ? Il va chez le pharmacien, persuadé que celui qui a le droit de vendre des médicaments, ou qui a la tolérance de les délivrer ne peut pas ignorer les indications de leur emploi. Sous l'influence des potions calmantes, la toux diminue, les nuits sont moins mauvaises. L'ouvrier continue à travailler, puis il tousse de nouveau, suit la même méthode de traitement jusqu'au jour où il est terrassé par la fièvre ou par quelque complication pleuro-pulmonaire. Pour lui la maladie commence à ce moment, hélas, bien souvent il est déjà à la dernière période.

L'exercice illégal de la médecine par le pharmacien a donc pour effet de transformer un malade curable au début en un incurable.

S'il lui reste quelques ressources, cet homme reste chez lui, au risque de contaminer sa famille, ou bien il entre à l'hôpital.

XI

L'hôpital.

Nous savons ce qui l'attend. Le 14 novembre 1896, MM. Grancher et Thoinot disaient dans leur rapport sur la tuberculose à propos des hôpitaux du Paris :

« Actuellement le tuberculeux, quels que soient la forme et le degré de sa maladie, est placé dans la salle commune.

« Il y trouve, avec le traitement médical, un asile contre la faim et le froid, mais rarement la guérison, et il y apporte, en retour, le germe de son mal. C'est assez dire quel est, pour les non-tuberculeux, le péril d'un séjour prolongé dans une salle d'hôpital, où la désinfection des objets souillés, des crachoirs principalement, n'est pas assurée, et où les malades souillent les murs et les parquets. Le tuberculeux est donc un danger pour ses camarades de salle et, en conséquence, il doit être éloigné des services ordinaires et soigné à part.

« Une autre raison, non moins impérieuse, impose l'isolement du tuberculeux. La tuberculose est curable ; l'anatomie pathologique, la clinique le démontrent sans contestation possible.

« Que faut-il donner aux tuberculeux pour les guérir quand la guérison est encore possible ? Il faut leur donner des forces nouvelles et relever leur organisme par une aération continue et réglée de jour et de nuit, par une alimentation vigoureuse, par le repos prolongé et le sommeil. Or rien de cela n'est possible dans la salle commune. L'aération ? Elle est empêchée par le pneumonique ou le rhumatisant, dont la maladie exige que la fenêtre soit close. L'alimentation est rendue difficile par le défaut d'aération et le manque d'appétit qui en est la conséquence. Quant au repos et au sommeil, ils sont troublés par le malade endolori ou délirant.

« En conséquence, dans l'intérêt général et dans l'intérêt du tuberculeux lui-même, celui-ci doit être soigné à part et isolé.

« Votre sous-commission a pris pour base de ses délibérations cette proposition résumée par M. Roux dans la formule suivante :

« La meilleure manière de combattre et de traiter la tuberculose, c'est d'isoler le tuberculeux, parce qu'ainsi on évitera la contagion et parce que, dans les hôpitaux spéciaux, les tuberculeux seront dans les meilleures conditions thérapeutiques. »

XII

Sanatorium.

Cette idée s'était déjà trouvée sous la plume de M. Grancher, en 1878, il disait, avec MM. Guéneau de Mussy, Léon Labbé, Riant, Blache, Gouel, etc., que la fondation de Villepinte, véritable sanatorium créé pour enfants, avait pour premier objectif, l'isolement de la tuberculose pulmonaire par l'hospitalisation.

Aujourd'hui Villepinte compte 360 lits et Ormesson fondé en 1888 en compte plus de 400.

Inspiré par la même idée, Nicaise faisait admettre en 1886 la création d'un sanatorium populaire par l'Assistance publique.

Après avoir rendu justice à Brehmer et à Dettweiler nous disions avec Grancher au Congrès de Berlin en 1898 :

« Bientôt donc [1], le malheureux atteint de tuberculose et condamné jusqu'ici, par l'insuffisance de ses ressources, à une mort presque certaine, trouvera dans nos villes, ou à leurs portes, ou même en pleine campagne, un asile et un traitement, avec l'espérance toujours et la guérison souvent.

---

[1] Mémoire lu au Congrès de la tuberculose tenu à Berlin du 24 au 27 mai 1899.

« Et la Société recevra sa récompense immédiate, comme si le bienfait remontait naturellement à sa source. Car la diminution de la tuberculose sera parallèle aux efforts destinés à la combattre, et, la contagion diminuant avec le nombre des malades traités aux sanatoriums, les familles riches, solidaires, quoi qu'elles fassent, des familles pauvres, en matière de maladie et d'infection, se verront plus souvent épargnées, là où elles sont aujourd'hui si cruellement frappées.

« Elles ont donc, ces familles riches, outre les raisons d'humanité qui pourraient suffire, des raisons d'intérêt personnel et immédiat à apporter, non pas leur obole, mais leurs très généreuses offrandes à l'œuvre de salut commun. C'est la santé, la vigueur de leurs enfants et des générations futures qui sont en cause au fond de cette question des sanatoriums pour tuberculeux pauvres ».

Pour ma part, je signerai de nouveau cette page.

Comment se fait-il que quelques-uns d'entre nous aient adressé aux sanatoriums populaires de très vives critiques ? Je pense qu'il y a une confusion que j'ai peut-être concouru à créer, en craignant de rendre trop long le rapport sur la tuberculose de 1900.

Lorsque j'ai rédigé ce rapport j'ai, dans la première partie, indiqué les mesures prophylactiques communes à toutes les nations, puis arrivant aux moyens curatifs j'ai insisté sur le système allemand du sanatorium.

Mais jamais il n'a été dit à ma connaissance, même en Allemagne, que le sanatorium constituait à lui seul la mesure unique pour combattré la tuberculose. M. Armaingand, a d'ailleurs fait remarquer qu'en Allemagne la diminution de la mort par tuberculose avait précédé leur création, ce qui ne veut pas dire que les sanatoriums n'ont pas eu aussi leur importance dans cette décroissance.

Ce que l'on peut déclarer, c'est que dans tous les pays ils répondent à une indication précise.

Avant de la déterminer, je veux écarter un autre sujet de confusion. Parlant des sanatoriums populaires on a toujours pris pour type les sanatoriums des caisses d'assurances allemandes.

Or, en Allemagne, il faut distinguer deux espèces de sanatoriums populaires, ceux qui sont créés par des particuliers comme nous pouvons le faire dans tous les pays, sans déterminer qu'ils sont réservés à telle ou telle catégorie de personnes, puis les sanatoriums créés par les caisses d'assurances.

Pour ces dernières, le sanatorium est l'arme de bataille. Elles n'interviennent dans la lutte que lorsque l'ouvrier est malade. Elles n'ont pas à se préoccuper des mesures préservatrices. S'il m'est permis d'exagérer les contours pour me faire mieux comprendre, je dirai qu'elles ont eu pour origine une nécessité financière.

Obligés de verser aux malades une indemnité de maladie, les administrateurs ont bientôt vu que ces secours allaient surtout à des tuberculeux, que la durée de leur vie ou plutôt de leur maladie était de deux ou trois ans et que tous les malades succombaient.

Les caisses faisaient donc des sacrifices inutiles.

Leurs directeurs ont pensé que les succès obtenus par les sanatoriums pour riches leur indiquaient la voie à suivre, ils ont créé pour les 15 millions de personnes assurées obligatoirement, 67 sanatoriums qui leur permettent de traiter 36 000 tuberculeux par an, soit 24 tuberculeux pour 10 000 assurés.

Le résultat leur a paru bon puisqu'ils y ont trouvés en même temps que la possibilité de prolonger la vie économique de ces ouvriers, une diminution de dépense.

Les recherches de l'Administration centrale des assurances de l'Empire fournissent les données suivantes :

Pour les années 1897, 1898, 1899, 1900 et 1901, on constate: après la cure, des guérisons, excluant avec vraisemblance l'état d'invalidité dans un temps donné, chez 68, 74, 74, 72, 77. p. 100 des tuberculeux assurés constamment traités. Les guérisons, *dans le sens accepté par les compagnies*, c'est-à-dire les ouvriers aptes à faire le tiers du travail effectué par un ouvrier absolument sain, constatées pendant l'année 1897 se sont maintenues à la fin de l'année 1898 et aussi des années 1899, 1900, 1901, chez 44, 30, 30 et 27 p. 100 des personnes constamment soignées et contrôlées. Il est encore à remarquer que plusieurs malades atteints de tuberculose plus avancée, et sortis du sanatorium non améliorés, ont été trouvés, dans les recherches ultérieures complètement aptes à gagner leur vie. Il serait injuste de ne pas attribuer cet heureux résultat au traitement subi, à l'éducation hygiénique et aux règles de vie que le malade s'est appropriées pendant son séjour au sanatorium.

En somme, les résultats obtenus (résultats immédiats et résultats éloignés), par l'application du traitement diététique de la tuberculose pulmonaire dans des sanatoriums populaires sont très satisfaisants. Certes, pour un phtisique, récupérer ou conserver l'aptitude au travail ne signifie pas toujours guérir de la tuberculose; mais même en faisant abstraction des cas de *guérison absolue ou réelle* observés au sanatorium, comment ne pas considérer comme excellent le fait qu'un poitrinaire voué à la décrépitude et à la mort est pendant des années rendu à sa famille qu'il continue à protéger et à nourrir, à la société dont il augmente par son travail le patrimoine économique?

On a dit que les Allemands renonçaient à construire des sanatoriums populaires. C'est, et je tiens à le dire devant mes collègues d'Allemagne, une erreur.

Les caisses d'assurance disposent actuellement d'un nombre de lits de sanatoriums suffisant pour satisfaire leur clientèle, pour traiter 36 000 tuberculeux par an pour 15 millions d'assurés, soit 24 pour 10 000, elles n'en construiront à l'avenir que pour compléter leurs besoins et elles consacreront leurs ressources à créer deux sortes d'établissements, l'un de triage avant le sanatorium, où on dirigera les incurables sur les hôpitaux moins coûteux et les affaiblis non tuberculeux que l'on fera passer de suite dans le second établissement placé après le sanatorium, destiné à être occupé par les convalescents sortis du sanatorium après les trois mois imposés par les nécessités d'un règlement financier et non médical.

Le sanatorium reste le pivot du système de cure avec un lieu d'observation avant l'entrée, un lieu de convalescence après le séjour.

On s'est étonné des succès obtenus, mais on n'a pas remarqué deux choses :

1° Le système des caisses d'assurances permet de soigner le tuberculeux *dès le début*, dès que l'ouvrier a des journées de maladie, c'est la réalisation du diagnostic précoce; 2° L'ouvrier placé en sanatorium y trouve l'air pur au lieu de celui qu'il respirait dans sa chambre encombrée, une alimentation excellente au lieu de celle qui constituait son régime, enfin et surtout il rompt avec les habitudes alcooliques qui souvent étaient les siennes.

L'expérience montre donc que le sanatorium populaire peut. lorsque les conditions de précocité du traitement, de discipline sont observées, donner de très bons résultats.

Il reste une objection, un sanatorium coûte cher. Il n'est pas possible actuellement d'en construire pour recevoir 4 ou 5 cent mille tuberculeux. Cela est vrai. Mais ne pouvant envoyer tous les tuberculeux dans des sanatoriums devons-nous renoncer à en créer et à faire bénéficier de ce mode de traitement ceux qui utilement voudraient ou pourraient en profiter ? Nul ne peut le soutenir.

Je pourrais citer bien des exemples, en voici un. Il y a quelques jours un clerc de notaire, âgé de 22 ans, licencié en droit, vient me trouver, il a quelques craquements au sommet d'un poumon, il est à la période curable, son état général est bon. Son patron l'a renvoyé à cause de sa maladie, il est orphelin de père, sa mère vit avec ses deux sœurs dans deux chambres d'un petit village de l'Orléanais, il ne veut pas s'y rendre de peur de contagionner ses sœurs. Que peut-on faire pour lui sinon le soigner dans un sanatorium ?

Qu'on aime ou qu'on n'aime pas les sanatoriums on ne peut pas s'en passer pour soigner les tuberculeux et aussi pour ne pas envoyer hors des grandes villes les malades propager la tuberculose dans les villages et la campagne.

Aussi devons-nous encourager de tous nos efforts ceux qui ont généreusement concouru à créer le sanatorium de Lay-Saint-Christophe (Meurthe-et-Moselle), d'Hauteville (Ain), de Bligny (Seine-et-Oise), de Chécy (Loiret), du Mont-des-Oiseaux (Hyères) et d'autres en construction : Guéret, fondé par et pour les instituteurs, Nantes, Rouen, Lille, etc.

Les fédérations mutualistes qui comptent plus de 3 millions de membres, veulent, elles aussi, concourir à ces fondations. Elles, comme les caisses d'assurances allemandes, ont compris que le traitement antituberculeux tel qu'il est actuellement constitué épuise leurs ressources, mais ne parvient pas à guérir leurs malades, et laisse leurs familles sans défense contre la contamination. Elles demandent l'isolement et la cure de leurs malades.

On peut constater en effet que sur 28 millions de francs dépensés par ces sociétés en 1896, *15 millions 300 000 francs* ont été absorbés par les frais pharmaceutiques, les honoraires des médecins et les indemnités aux malades, alors que 4 millions étaient affectés aux fonds de retraite 2.200.000 francs aux vieillards, infirmes et incurables, 1 million aux frais funéraires et 5 millions 500.000 francs aux frais de gestion et dépenses diverses (1).

En l'absence de statistiques précises, il est impossible de faire la part des dépenses occasionnées par la tuberculose, mais le chiffre annuel de *4 millions* est probablement très voisin de la vérité.

Il ne faut pas croire que dans les sanatoriums les traitements commandés par les circonstances ne soient pas journellement employés. Dans les huit sanatoriums populaires que nous avons visités, l'usage des médications actuellement en honneur est surveillé avec une attention méticuleuse, leurs effets sont soigneusement contrôlés.

Comme nous l'avions déjà dit avec Landouzy, au traitement hygiénico-diététique on adjoint dans les conditions les plus favorables les indications thérapeutiques consacrées par l'expérience.

Je ne parle bien entendu que des malades dont les ressources sont nulles ou insuffisantes. Les personnes aisées trouveront dans nos climats privilégiés, dans les stations thermales, les moyens de reconstituer leur santé. Malheureusement ces séjours ne sont à la portée que d'un petit nombre de personnes.

XIII

Dispensaires antituberculeux.

Le Dr Calmette a, en 1899, présenté à la Commission de la tuberculose un projet de dispensaire antituberculeux et il l'a réalisé depuis, il est en plein fonctionnement. M. Calmette en a fixé les conditions dans les termes suivants (2) :

« Organiser dans tous les centres urbains et particulièrement dans les villes industrielles, des dispensaires spéciaux destinés à la prophylaxie de la tuberculose par l'éducation hygiénique du

(1) A. Calmette. *La lutte antituberculeuse*, 1903, p. 3.

(2) A. Calmette, *id.*, p. 7.

peuple et par l'assistance à domicile des nombreux malades qui ne peuvent être admis ni dans les hôpitaux ni dans les sanatoriums de cure ».

« La principale mission de ces dispensaires doit consister, suivant nous, non point à donner des consultations ou à distribuer des médicaments aux malades pauvres, ce qui est le rôle des bureaux de bienfaisance, mais à *rechercher*, à *attirer*, et à *retenir*, par une propagande intelligemment faite dans les milieux populaires, les ouvriers atteints ou suspects de tuberculose ; à leur donner, aussi souvent et aussi longtemps qu'ils en auront besoin, des conseils pour eux et pour leurs familles ; à leur distribuer, lorsqu'ils seront obligés de suspendre leur travail, des secours alimentaires, des vêtements, de la literie, des crachoirs de poche, des antiseptiques ; à assainir leur logement par des nettoyages fréquents et des désinfections répétées à intervalles réguliers ; à leur procurer, si besoin est, un logement plus salubre ; à blanchir gratuitement leur linge ponr éviter la contagion dans la famille et hors de la famille ; à faire toutes les démarches utiles auprès de la bienfaisance privée, des patrons, etc..., pour obtenir des secours qui permettent de rétablir le malade s'il n'est pas trop gravement atteint, et de le rendre à son travail.

« Un dispensaire antituberculeux fonctionnant dans de bonnes conditions et assistant *100 familles par jour* dépenserait donc, en frais d'assistance, une somme de 4 500 francs par mois auxquels il conviendrait d'ajouter environ 1 500 francs de frais généraux, soit au total 6 000 francs par mois et 72 000 francs par an.

« Avec un pareil budget, on réussirait certainement, par les moyens les plus simples et les plus pratiques, à organiser efficacement la lutte antituberculeuse dans les milieux ouvriers.

« Cependant, le *dispensaire de prophylaxie antituberculeuse* tel que nous en concevons le fonctionnement est, et ne peut être, qu'un bureau de recrutement et un poste d'observation. Il doit servir de *grille* pour ne laisser aller au sanatorium que des tuberculeux presque sûrement curables. Il doit aussi, lorsque le tuberculeux quitte le sanatorium, le prendre en charge, l'assister si besoin est, et continuer sa surveillance hygiénique. Il doit enfin étendre son assistance et sa surveillance à tous les tuberculeux non sanatoriables, qui sont légion.

« Mais, si bien organisé qu'il puisse être, il ne saurait se suffire : il doit avoir pour complément le *sanatorium populaire* d'une part, un *service hospitalier de phtisiques incurables* d'autre part.

« Le dispensaire antituberculeux ne constitue pas une panacée. Il ne faut pas, nous le répétons à dessein, le considérer comme un *instrument de cure* très efficace et, à cet égard, il ne supplantera jamais le *Sanatorium* auquel trop souvent, dans un but de polémique malhabile, on a voulu l'opposer. Il serait absurde et décevant de lui attribuer des vertus auxquelles il ne peut prétendre !

« Ce n'est point, certes, en fournissant aux tuberculeux pauvres les moyens d'éviter la misère et de vivre dans des conditions hygiéniques meilleures qu'on en guérira un grand nombre. Peut-être quelques-uns, parmi les plus facilement curables, résisteront-ils victorieusement, grâce au repos et au bien-être relatif qu'on aura pu leur procurer.

« Mais les autres malades, les plus nombreux hélas ! qui comprennent la gravité de leur mal alors qu'il est trop tard pour arrêter sa marche envahissante, ceux qui ne trouvent pas de place dans les hôpitaux ou qui, chargés de famille, s'efforcent de gagner leur vie jusqu'à ce qu'ils tombent épuisés et mourants, le dispensaire accomplira une œuvre vraiment utile, vraiment *sociale*, eu les prenant sous sa protection. Il les assistera suivant leurs besoins ; il leur procurera les moyens d'achever leur existence sans nuire à leur entourage, sans semer la contagion et la misère autour d'eux.

« Voilà comment doit être envisagé le rôle des dispensaires antituberculeux, et voilà pourquoi il est urgent de donner le plus large développement à cette formule française de lutte anti-tuberculeuse, la seule à laquelle nous puissions nous arrêter jusqu'au jour où nos lois sur la protection de la santé publique et nos organisations de prévoyance et d'assurances ouvrières, auront enfin rendu possible chez nous la lutte contre la tuberculose à la fois *par le sanatorium, par le logement ouvrier salubre et par le bifteak à bon marché.* »

D'autres types de dispensaires fonctionnent actuellement, à Paris et en province, mais la plupart de ces établissements sont des *dispensaires de consultations*, existent sur le modèle des polycliniques, et non point des *dispensaires de prophylaxie sociale antituberculeuse*. Ils ne réalisent pas l'assistance à domicile, l'assainissement des logements ouvriers, la désinfection et le blanchîment du linge, qui représentent les fonctions essentielles d'une institution vraiment adaptée aux nécessités de la lutte contre la tuberculose dans les milieux ouvriers.

Je ne saurais exposer tous les autres modes d'assistance, que certaines œuvres mettent en vigueur pour venir au secours des malades et de leurs familles. Je ne puis indéfiniment allonger ce discours, qui vous prouvera à tous, je l'espère, que l'effort accompli en France pour lutter contre la tuberculose est mal connu et mérite de provoquer votre approbation. Je le résume en une phrase depuis 1890 pour toutes les œuvres que j'ai énumérées, il a été versé par nos concitoyens une somme qui dépasse 30 millions. Je n'y fais pas rentrer les subventions gouvernementales, communales, ni celles qui sont dues au pari mutuel.

Monsieur le Président, Mesdames, Messieurs,

Dans cet exposé, que j'aurais voulu faire plus court, les mots logements insalubres, alcoolisme, reviennent constamment. Jules Simon avait déjà dit « le taudis fait le cabaret » ; nous pouvons ajouter le taudis et le cabaret font la tuberculose. Ce sont nos deux grands ennemis.

D'autre part les ouvriers groupés dans les mutualités comprennent les dangers qui les menacent.

En France, l'effort a déjà été considérable, nous voulons faire plus.

Nous avons conçu le projet de grouper dans une *alliance d'hygiène sociale* tous ceux qui veulent lutter contre ces fléaux de notre race, fédération antituberculeuse, antialcoolique, sociétés des maisons ouvrières dites dans la loi « maisons à bon marché, » mutualités, etc., et de constituer une union dans laquelle trouveront place tous ceux qui ont à cœur le bien public, le souci de la santé du peuple, le relèvement physique et moral de nos concitoyens.

L'étude que quelques-uns de nous ont déjà commencée prouve que ce projet n'a rien de chimérique. Il y a quelques semaines, M. Fuster en a, dans une conférence, indiqué les grandes lignes, MM. Siegfried, Picot, Mabilleau et moi-même, au nom de toutes et je suis sûr que si vous voulez bien être notre guide, dans un an, quand s'ouvrira le Congrès international de la tuberculose, il sera possible d'annoncer à nos collègues que l'alliance d'hygiène sociale est constituée, qu'en France il y a une association comprenant quelques millions de membres menant le combat sur un terrain où ne peuvent surgir ni les ambitions personnelles ni les rivalités nationales.

La présence de nos collègues venus de l'étranger avec qui nous avons entamé cette croisade, l'approbation qu'ils donnent à nos projets, remuera, je l'espère, l'opinion publique, suscitera de nouveaux dévouements et grâce à eux, grâce à vous, M. le Président, nous sommes sûrs que ce plan de campagne nous mènera à la victoire.

M. le Président Casimir Périer

Mesdames,

Messieurs,

Je vous remercie de votre bienveillante sympathie.

Si j'étais à votre place, si j'étais au milieu de vous, dans cette salle, je me retournerais vers ces savants qui m'entourent, et je leur dirais, en mon nom comme au vôtre, que nous ne sommes pas venus ici en simples curieux, mais bien pour nous enrôler dans la grande armée dont ils sont les chefs. (*Vifs applaudissements*).

J'essairais d'être votre interprète, en exprimant à tous ces hommes éminents, étrangers et français, non seulement notre sympathie, mais je leur promettrais aussi notre concours ardent et dévoué.

En ce qui me concerne, je les prie de disposer entièrement de moi. Je leur appartiens tout entier, car je n'ai qu'un désir, dans l'âme : celui de servir la cause de la science, et mon pays. (*Salve d'applaudissements*).

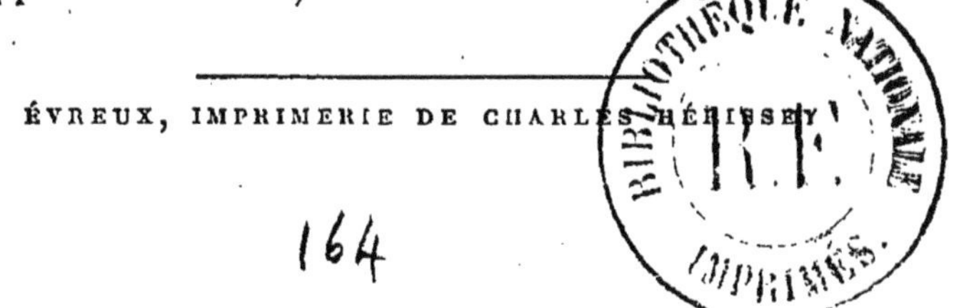
ÉVREUX, IMPRIMERIE DE CHARLES HÉRISSEY

www.ingramcontent.com/pod-product-compliance
Ingram Content Group UK Ltd.
Pitfield, Milton Keynes, MK11 3LW, UK
UKHW020218200726
13856UKWH00004B/1476

9 782011 908568